Aux Mères de Famille

# Conseils

sur

# l'Hygiène dentaire
# chez les Enfants

## par L. PÉZIEUX

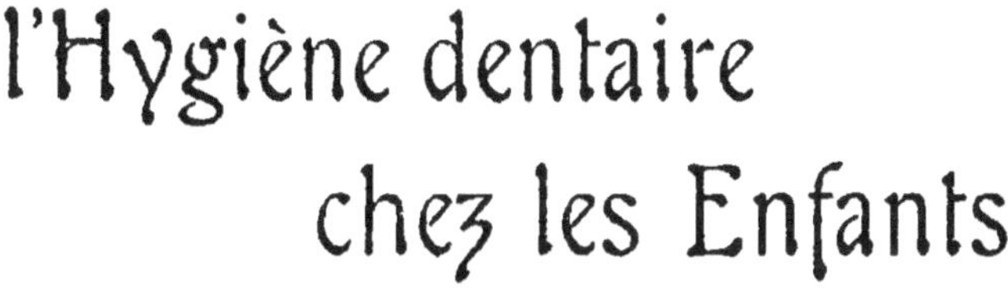

Chirurgien-Dentiste de la Faculté de Médecine de Paris
et de l'École dentaire

Dentiste de l'Hôpital Civil de Vannes

VANNES. — Imp. LAFOLYE Frères,
2, PLACE DES LICES

1913

# Conseils

sur

## l'Hygiène dentaire chez les Enfants

### par L. PÉZIEUX

Chirurgien-Dentiste de la Faculté de Médecine de Paris

et de l'École dentaire

Dentiste de l'Hôpital Civil de Vannes

VANNES. — Imp. LAFOLYE Frères,
2, Place des Lices

1913

# Aux Mères
## de Famille

La mère doit porter un soin tout particulier
à la dentition de son enfant ; on ne saurait trop
insister sur cette recommandation.

Combien de personnes, dans mon cabinet, ne
m'ont-elles pas exprimé leurs regrets de ce que
leurs propres parents ont été plus ou moins négli-
gents à cet égard !

On sait que les dents peuvent nous faire appré-
cier, dans une certaine mesure, les progrès de l'é-
volution générale de l'être humain, et cela, grâce
à l'influence qu'exerce l'état constitutionnel sur
le développement. C'est d'après leur poussée
plus ou moins régulière, précoce ou tardive, que
l'on peut souvent préjuger de la bonne constitution et de la force physique de l'enfant.

A ce point de vue déjà, les premières dents méritent notre attention ; mais elles ont encore un autre titre plus sérieux à notre sollicitude. En effet, les dents sont des organes essentiels à la digestion, partant à la nutrition, et l'on doit s'efforcer de les conserver à l'enfant encore plus soigneusement qu'à l'adulte, puisque chez le premier la nutrition préside, non seulement à l'entretien, mais encore au développement de l'individu. Il faut bien se dire que ces dents sont les seuls organes de la mastication, que quelques-unes doivent durer jusqu'à dix ou douze ans, et que leur conservation a un grand prix à une époque où l'enfant est obligé de manger beaucoup pour subvenir aux frais de la croissance. De plus, la conservation en bon état des premières dents a une influence manifeste sur la deuxième dentition *C'est à la perte précoce des dents de lait qu'il faut attribuer un certain nombre d'irrégularités des dents permanentes dont la place n'a pas été maintenue.* Il faut savoir que le développement des mâchoires se fait en raison de celui des dents. Si les pièces composant la première dentition restent en place jusqu'au moment de l'éruption normale de celles de la seconde, celles-ci trouvent l'arc de la mâchoire assez grand pour les recevoir et s'y placer régulièrement ; mais si les dents de la première dentition sont tombées ou ont été extraites trop tôt, l'arc de la mâchoire ne se développe plus autant, et les dents de la seconde dentition se placent comme elles peuvent, irrégulièrement, les unes en avant, les autres en arrière de la ligne normale.

Enfin, comme dernier argument en faveur des soins à donner aux premières dents, nous parlerons de la douleur produite par les dents cariées, douleur souvent très vive, qu'il faut toujours chercher à éviter parce qu'elle influe sur le développement de l'enfant en le privant de sommeil et d'une nourriture suffisante. Qui n'a vu des enfants s'arrêter tout-à coup de manger, pleurant et refusant obstinément de continuer, *parce qu'ils avaient mal ?*

Il faut donc soigner les dents de lait aussi bien que les dents permanentes. Voyons maintenant quels sont ces soins à donner:

## Quels sont les soins à donner aux premières dents ?

On croit généralement mauvais de les brosser. C'est là une profonde erreur. Si une bouche doit être nettoyée, c'est assurément celle de l'enfant.

Tétant ou mangeant à chaque instant, l'enfant a constamment la bouche pleine de débris d'aliments de toute nature qui fermentent et deviennent autant d'agents de carie.

Ceci est souvent vrai pour le lait. Les enfants qui sont élevés au biberon, le prennent généralement pendant longtemps, même après qu'ils ont commencé à prendre une nourriture plus substantielle ; c'est une habitude qu'on a beaucoup de peine à leur faire perdre. Ils ont donc constamment dans la bouche des résidus de lait dont la fermentation rapide laisse au contact des dents une certaine quantité d'acide lactique à laquelle il faut attribuer la carie très précoce de leurs dents. Nous avons observé plusieurs enfants qui, prenant encore le biberon vers trois ans, avaient déjà presque toutes les dents cariées, sans autre explication possible de cet état, (après enquête sérieuse à ce sujet). Le lavage de la cavité buccale et le nettoyage des dents doivent donc être pratiqués régulièrement et quotidiennement avec une brosse assez douce. L'usage d'un dentifrice ou d'un liquide antiseptique est une excellente chose. D'ailleurs, c'est ainsi inculquer dès le bas-âge une bonne habitude que conservera l'adulte et don til n'aura qu'à se féliciter plus tard.

Ces soins, nécessaires en temps de santé, deviennent tout à fait indispensables pendant les maladies de l'enfant. Au cours des maladies fébriles, la salive devient épaisse et forme sur les dents un enduit adhérent qui en amène rapidement la carie.

A la suite de la fièvre typhoïde en particulier, il n'est pas rare de voir les dents privées d'émail à leur partie antérieure, où étaient déposés ces amas de mucus. Il faudra donc, dans ces conditions, rendre plus fréquents les soins de propreté ; si on ne peut laver ou brosser les dents, comme en temps ordinaire, il faudra les toucher, les nettoyer plusieurs fois par jour avec un pinceau imbibé d'une eau alcaline ou antiseptique, que le médecin qui soigne l'enfant indiquera toujours avec plaisir.

Malgré tous ces soins, la carie surviendra cependant quelquefois. Cette carie des dents de lait doit être l'objet d'un traitement (obturation) tout aussi attentif que celle des dents permanentes pour les raisons que nous avons mentionnées précédemment. C'est ici que le rôle de la mère devient précieux, parce qu'en nettoyant attentivement les dents de l'enfant, elle peut voir les caries qui se produisent. C'est dès le début, à l'apparition d'une teinte noirâtre ou bleuâtre sur l'émail, que le dentiste doit intervenir. C'est du moins le moment de le consulter.

Si l'on attend trop longtemps, si la chambre pulpaire de la dent de lait est ouverte, le traitement compliqué de ces caries est généralement suivi d'accidents tels que fluxion, abcès, etc., qui nécessitent alors l'extraction prématurée de la dent, surtout lorsque les racines des dents temporaires sont usées par le contact des dents permanentes en voie de développement (1).

En résumé, la dentition chez les enfants doit être soumise à une surveillance soutenue dans le but de favoriser l'éruption et l'arrangement des dents, aussi bien que dans celui de prévenir et de traiter leur carie.

Or, en pareil cas, les attributions du dentiste vont de pair avec celles du médecin, dans les prescriptions concernant l'hygiène dentaire, et avec celles de la mère, la seule personne qui exerce sur l'enfant cette surveillance continue que nous considérons comme indispensable.

## Notions utiles sur la première dentition.

En général, les gens du monde ne font commencer qu'au moment de l'éruption les phénomènes de la dentition. Il n'en est rien.

Lorsque la dent perce, elle est toute formée sur

---

(1) On désigne par dents temporaires le dents de lait et par dents permanentes celles qui repoussent et doivent servir pendant le reste de l'existence.

la couronne et sur une très grande partie de la ra-
cine. Aucune médication, aucun régime ne saurait
donc à ce moment en modifier la constitution,
n'en déplaise à ceux qui prescrivent des phos-
phates de chaux pour l'enrichir. Ce n'est point ce
que pensent en général les parents qui, en voyant
sortir des dents mal conformées, peu résistantes,
viennent souvent nous demander de prescrire un
traitement pour remédier à cet état. Mais il est trop
tard. Ce n'est pas, je le répète, au moment de leur
éruption, mais bien pendant leur formation, que
les dents peuvent être, jusqu'à un certain point,
modifiées dans leur structure.

Les dents de lait, qui se forment pendant la vie
intra-utérine, échappent donc à toute interven-
tion Il en est de même, jusqu'à un certain point,
pour les dents permanentes, puisque leur follicule
se forme aussi pendant la vie intra-utérine, mais
on peut modifier leur formation en améliorant
la santé générale de l'enfant pendant toute
l'époque que dure la première dentition, et en
préparant en quelque sorte leur éruption par
les soins que l'on donne aux dents de lait. La
sortie des dents étant, en somme, le phénomène
le plus apparent de l'évolution dentaire, n'en
constitue pas moins une époque importante
et pour ainsi dire critique. Cette époque est assez
variable et l'éruption est dite **précoce** ou **tardive,**

suivant qu'elle devance ou qu'elle dépasse la date moyenne.

Voici, indiquée sous forme de tableau synoptique, l'époque de l'apparition des follicules des vingt premières dents, au sein des mâchoires et celle de leur éruption en dehors des gencives. On voit ainsi que l'apparition précède de beaucoup l'éruption.

| ORDRE DE SUCCESSION | Epoque d'apparition du follicule après la conception | Epoque d'éruption après la naissance |
|---|---|---|
| Incisives centrales inférieures. . . | 65e jour | 7e mois |
| Incisives centrales supérieures. . . | 70e jour | 10e mois |
| Incisives latérales inférieures . . | 80e jour | 16e mois |
| Incisives latérales supérieures. . . | 85e jour | 20e mois |
| Prémolaires ou petites molaires inférieures. . . . . . . | | 24e mois |
| Prémolaires supérieures . . | du 85e | 26e mois |
| Molaires inférieures . . . . | | 28e mois |
| Molaires supérieures . . . . | au | 30e mois |
| Canines inférieures. . . . . | 100e jour | du 30e au |
| Canines supérieures . . . | | 34e mois |

L'éruption tardive n'est pas sans inquiéter les familles. Il n'est pas rare que nous soyons consulté pour des enfants qui, à l'âge de dix mois ou un an, n'ont encore aucune dent. Ce retard est, d'après nous, l'indice que la nutrition de l'enfant a souffert, soit du fait de la mère pendant la grossesse, soit du fait de la nourrice après la naissance. Il convient donc de rechercher si ce défaut de nutrition a pour cause un mauvais état constitutionnel congénital ou acquis. L'institution, dans ce dernier cas, d'un traitement général approprié peut avoir, au point de vue qui nous intéresse, une certaine influence, sinon, comme nous l'avons déjà dit, sur les dents de lait déjà formées, du moins sur les dents définitives encore en voie de formation.

Il ne faut point perdre de vue, en effet, que la deuxième dentition aura, d'une façon générale, les mêmes caractères que la première.

Lorsque le retard est isolé, n'atteint qu'une ou deux dents, ses causes nous échappent complètement.

Quelquefois, cependant, il doit faire craindre une absence complète du germe de la dent dont la conséquence plus grave et l'absence de la dent définitive correspondante.

Les cas d'éruption précoce et même avant la naissance ne sont pas très rares. Le préjugé a fait de ce phénomène un présage de grand avenir. Louis XIV, Mirabeau et un de nos illustres maîtres, le professeur Broca, sont nés avec des dents !

Il importe de ne point se méprendre sur la signification de ces phénomènes. Il ne faut y voir qu'une avance dans l'éruption normale et non la production d'une dent surnuméraire.

Avec cette dernière croyance malheureusement partagée par quelques médecins, on se hâte de recourir à l'extraction, dont le moindre inconvénient est de priver l'enfant d'un organe important. Quelquefois, avec la dent, on arrache également le follicule de la dent de remplacement correspondante. En outre, il n'est pas sans danger de pratiquer cette opération aux premiers jours de la vie, alors que la circulation et la nutrition de l'enfant se font encore mal. On peut s'exposer à des complications graves (1).

Dans la plupart des cas, il est vrai, on a prétendu que la présence de ces dents était un obstacle à la succion, parce que l'enfant mordait le sein de la nourrice ; mais cette objection pourrait aussi bien être faite quand l'éruption des dents a lieu normalement vers le cinquième, sixième ou septième mois, puisque l'enfant tète encore générale-

---

(1) Voyez : *Gazette des hôpitaux* , 1876, N⁰ˢ des 4 et 6 mai. (Cas d'hémorragie mortelle). Notre Maître, Mr Magitot, en a aussi observé d'autres semblables.

ment à cette époque, et cependant on ne songe plus alors à l'extraction. Le mieux est de protéger le mamelon et non d'extraire les dents précoces.

Du reste on prend souvent dans ces cas des fissures, des gerçures du mamelon pour des morsures et l'erreur est d'autant plus importante à signaler et à reconnaître qu'elle a pour conséquence d'attirer l'attention et les soins du côté du mamelon de la nourrice, et non du côté des dents du nourrisson.

Les phénomènes de l'éruption des dents de lait s'accomplissent généralement sans grandes douleurs, sans accidents graves, et même certains auteurs contemporains n'admettent aucune espèce d'accident. On ne peut nier cependant qu'il n'y ait très souvent un peu d'irritation de la gencive traversée par la dent. Cette lésion légère en elle-même peut s'accompagner d'une inflammation plus ou moins étendue de la muqueuse buccale, qui, à coup sûr, gêne l'allaitement et la nutrition de l'enfant. C'est à cette cause que l'on pourrait attribuer les indispositions passagères de la première enfance, depuis le cinquième jusqu'au seizième ou dix-huitième mois, indispositions cessant avec la cause même, c'est-à-dire la sortie de la dent.

Nous avons vu dans quelques cas l'inflammation de la gencive, étendue au périoste osseux et aux tissus mous voisins, donner lieu à une véritable fluxion. Il ne faut pas oublier d'ailleurs que la petite plaie gingivale faite par le passage de la couronne se trouve en contact avec les liquides de la bouche toujours très irritants par suite de la fermentation du lait qui séjourne dans les interstices de la muqueuse, et c'est alors surtout qu'il convient de pratiquer les lavages émollients ou antiseptiques, avec de l'eau de guimauve ou une eau alcaline.(Vichy-Vals).

Quelquefois, les désordres sont plus graves, et se manifestent sous forme de diarrhée, de convulsions qui inquiètent à bon droit les mères. Mais comme ces phénomènes peuvent avoir diverses causes, le meilleur conseil que nous puissions donner, en pareil cas, est d'avoir recours au Médecin ordinaire de la famille.

Sans empiéter sur le rôle du Médecin, nous pouvons, lorsque l'éruption de la dent est seule en cause, indiquer quelques moyens anodins, quelques prescriptions hygiéniques.

1° Dans le but d'user la gencive, de rendre ainsi la poussée de la dent moins laborieuse, on donne à l'enfant,qui porte alors tout à sa bouche,différents objets qu'il mâchonne : bâtons de racines de guimauve enduits de miel rosat, de sirop Delabarre, anneaux d'ivoire et enfin le hochet classique, plus ou moins ornementé à manche d'ivoire ou de nacre.

2° Au moment même de la poussée des dents il est bon, pour calmer les douleurs, de faire quelques onctions de gencives avec des liquides émollients. S'il y avait un peu d'inflammation gingivale, on remplacerait les émollients par des astringents, des antiseptiques légèrement caustiques, tels que les solutions de borax, d'acide borique ou de chloral.

Après leur sortie, les dents de lait se placent régulièrement sur l'arcade alvéolaire libre, et c'est bien rarement qu'on soit obligé d'intervenir pour rectifier leur arrangement.

## CONCLUSION

Surveillez avec soin l'état de la bouche de vos bébés ; brossez-la régulièrement avec une brosse assez douce que vous enduirez de temps à autre d'un savon dentifrice, et si vous croyez, en apercevant une tache bleuâtre, qu'une dent de lait se carie, n'attendez jamais les pleurs de votre enfant pour le conduire chez votre Dentiste. De cette façon, et pour une dépense relativement bien minime, vous éviterez ces extractions prématurées qui effrayent tant ces chers êtres et qui sont cause, dans l'immense majorité des cas, des deuxièmes dentitions irrégulières et disgracieuses. Il est bien évident qu'un Dentiste fort affairé n'accueillera pas toujours ce genre de visite avec beaucoup de plaisir, attendu qu'une expérience personnelle me met à même de savoir combien de temps et de patience il faut employer pour parvenir à obturer convenablement une dent creuse à un petit bonhomme de 4 à 5 ans ; mais si, comme cela devrait toujours se présenter, la conscience chez votre Dentiste fait taire l'esprit de lucre (*rara avis*), il ne laissera pas la carie maîtresse du terrain en vous répondant : *Que cela ne vaut pas la peine, puisque les dents repousseront !*

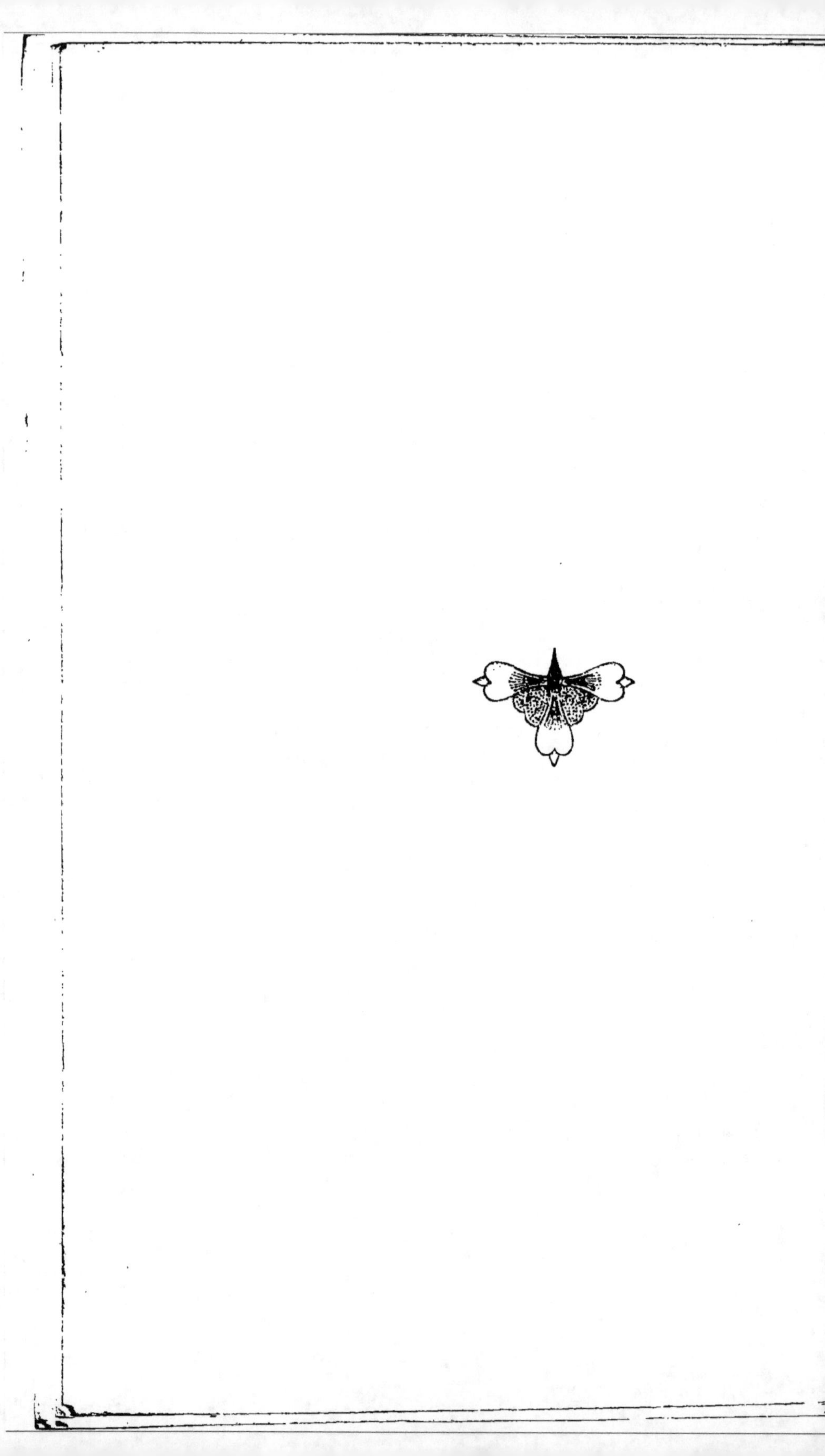